BEI GRIN MACHT SICH IHR WISSEN BEZAHLT

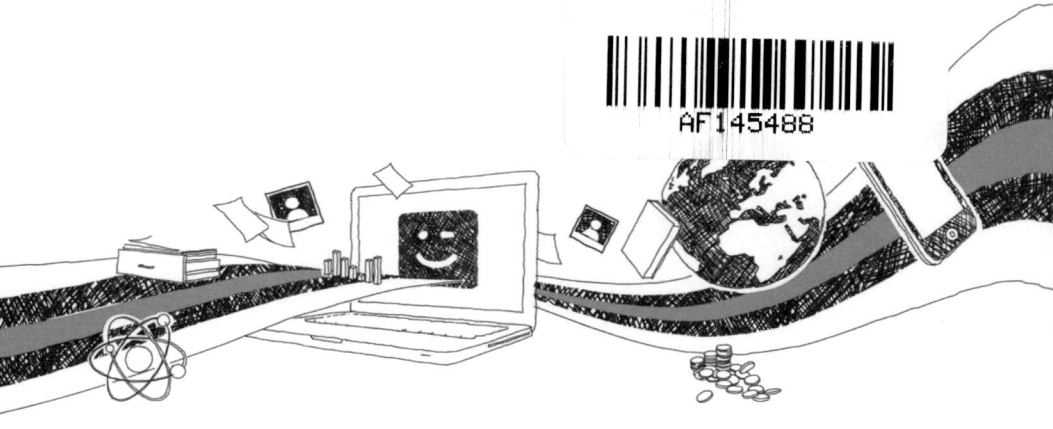

AF145488

- Wir veröffentlichen Ihre Hausarbeit, Bachelor- und Masterarbeit

- Ihr eigenes eBook und Buch - weltweit in allen wichtigen Shops

- Verdienen Sie an jedem Verkauf

Jetzt bei www.GRIN.com hochladen und kostenlos publizieren

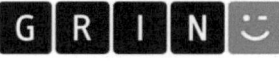

Akademisierung am Krankenbett. Warum die Akademisierung von pflegerischen Fachkräften so wichtig ist

Melanie Schieck

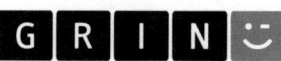

Bibliografische Information der Deutschen Nationalbibliothek:

Die Deutsche Nationalbibliothek verzeichnet diese Publikation in der Deutschen Nationalbibliografie; detaillierte bibliografische Daten sind im Internet über http://dnb.d-nb.de abrufbar.

ISBN: 9783346759870
Dieses Buch ist auch als E-Book erhältlich.

Druck und Bindung: Books on Demand GmbH, Norderstedt Germany
Gedruckt auf säurefreiem Papier aus verantwortungsvollen Quellen

Das vorliegende Werk wurde sorgfältig erarbeitet. Dennoch übernehmen Autoren und Verlag für die Richtigkeit von Angaben, Hinweisen, Links und Ratschlägen sowie eventuelle Druckfehler keine Haftung.

Das Buch bei GRIN: https://www.grin.com/document/1292472

Fachhochschule Bielefeld
Fachbereich Wirtschaft und Gesundheit
Lehreinheit Pflege und Gesundheit

HAUSARBEIT

im Rahmen der Lehrveranstaltung

Berufspädagogische Professionalisierung

Akademisierung am Krankenbett

- Warum ist die Akademisierung von Fachkräften

im pflegerischen Alltag wichtig? -

Melanie Schieck

Wintersemester 2017/2018

Datum der Abgabe: 12.04.2018

Abstract

Die vorliegende Hausarbeit beschäftigt sich mit der Notwendigkeit von akademisierten Pflegekräften am Krankenbett. Sie geht der Fragestellung „Warum ist die Akademisierung von Fachkräften im pflegerischen Alltag wichtig?" nach. Der demografische Wandel und Gesundheitsreformen führen dazu, dass die Pflege alter und multimorbider Menschen immer komplexer und herausfordernder wird. Immer mehr Pflegekräfte, die sich akademisch aus- oder weiterbilden, wechseln nach dem Abschluss aber in Berufsfelder, die vom Krankenbett wegführen. Partiell sind Studiengänge auch genau darauf ausgelegt. Dabei sind akademisierte pflegerische Fachkräfte, welche im stationären und ambulanten Alltag – also am Krankenbett selber - professionell handeln, unabdingbar, um die Versorgungsqualität in hochkomplexen Pflegesituationen sicherzustellen.

Inhaltsverzeichnis

Abbildungsverzeichnis

Abkürzungsverzeichnis

WR	Wissenschaftsrat
DRG	Diagnosis Related Groups

1. Problemhintergrund

1.1 Der demografische Wandel

Der bevorstehende demografische Wandel ist einige Jahre schon bekannt, wurde aber lange nicht ernst genommen. Zunehmend sind die Auswirkungen deutlich spürbar, sodass die Thematik gesundheitspolitisch und versorgungstechnisch in den Fokus rückt (Becker, 2016, S. 18).

Die Menschen werden immer älter, somit nimmt die Anzahl von hochaltrigen Menschen rasch zu. Die Alterspyramide dreht sich um - was bedeutet, dass immer mehr ältere Menschen in Deutschland leben, und die Anzahl der jüngeren Menschen, welche für die hochaltrigen sorgen können, abnimmt. Menschen im höheren Lebensalter sind häufiger gesundheitlich betagt und pflegebedürftig, somit steigt in Zukunft die Anzahl der Pflegebedürftigen. Bereits in den Jahren 1999 bis 2015 stieg die Anzahl der pflege- und hilfsbedürftigen Personen von 2 Millionen auf 2,9 Millionen Menschen. Sollten statistische Prognosen zutreffen, könnte die Anzahl der Pflegebedürftigen bis 2060 auf 4,8 Millionen Menschen ansteigen. Das entspricht einer Verdopplung des prozentualen Anteils der Bevölkerung (Demografie-Portal, 2017, o.S.). Folgende prognostische Abbildung zeigt deutlich den Anstieg der Pflegebedürftigkeit in Zukunft:

Anmerkung der Redaktion: Die Abbildung wurde aus urheberrechtlichen Gründen entfernt.

Abbildung 1: Pflegebedürftige nach Altersgruppen, 1999 – 2060

(Entnommen aus: Demografie-Portal, 2017, o.S.)

Mit dem demografischen Wandel ändert sich nicht nur das Klientel der Pflege (höheres Alter, Multimorbidität, chronische Erkrankungen), sondern auch gleichermaßen die Anforderungen an den pflegerischen Beruf (Becker, 2017, S. 18). Steigende Fälle von Multimorbidität und chronischen Krankheiten bedeuten erhöhten Pflegebedarf und eine vermehrte Nachfrage nach professionellen Pflegekräften, die die Versorgungsqualität der Klienten und Klientinnen evidenzbasiert sicherstellen können (ebd., S. 19).

Die Problematik des Fachkräftemangels gefährdet diese professionelle, patientennahe und fachübergreifend vernetzte Versorgung der Klienten. Die Akademisierung hat hier zur Aufgabe, die Pflege als Beruf für Einsteiger attraktiver zu machen (Lehmann & Behrens, 2016, S. 51), um dem Fachkräftemangel entgegenzuwirken und die Versorgung der zukünftigen Pflegebedürftigen sicherzustellen.

1.2 Abwanderung der akademisierten Pflegeexperten aus der Pflege

Nach eigenen Beobachtungen entstand bei der Verfasserin dieser Arbeit der Eindruck, dass viele Pflegekräfte ein pflegewissenschaftliches Studium dazu nutzen, um in Leitungs- und Lehrpositionen zu gelangen und damit die eigentliche Pflegetätigkeit am Krankenbett zu verlassen. Tatsächlich sind viele Studienangebote, welche pflegewissenschaftliche Kenntnisse vermitteln, nicht an diejenigen gerichtet, die professionell in der pflegerischen Tätigkeit bleiben möchten. Sie sind oft auf Menschen spezialisiert, die lehrende oder leitende Stellen übernehmen möchten (Bögemann-Großheim, 2004, S. 104).

Eine aktuelle Hochschulabsolventenbefragung von den Autoren Zieher und Ayan aus dem Jahre 2016 bestätigt diesen Eindruck. In der Befragung fanden sie heraus, dass nur noch jeder zehnte akademisierte Pflegeexperte in der pflegerischen Tätigkeit arbeitet, und die meisten Pflegeakademiker in andere Tätigkeitsbereiche abgewandert sind: „Trotz eines prognostizierten steigenden Bedarfs an Pflegeakademikern in patientennahen Diensten, verließen die meisten Absolventen die Pflegepraxis... Dadurch ist die mit der Akademisierung verbundene Professionalisierung nicht unmittelbar den Patienten zugute gekommen." (Zieher & Ayan, 2016, S. 63).

Es entsteht der Eindruck, dass Hochschulabsolventen die Akademisierung in vielen Fällen nutzen, um sich pflegefern weiterzuentwickeln. Dabei wird, besonders in Zeiten von Fachkräftemangel und demografischem Wandel, akademisiertes und professionelles Fachpersonal am Krankenbett benötigt (Zieher & Ayan, 2016, S. 63; Becker, 2017, S. 19).

Der demografische Wandel führt zukünftig zu weiterem Fachkräftemangel und bringt neue Anforderungen an Pflegekräfte mit. Zur Sicherstellung und Verbesserung einer hohen Versorgungsqualität für Klienten und Klientinnen sind in Zukunft professionelle Fachkräfte am Pflegebett vonnöten, und diese Professionalität wird durch Akademisierung gefördert und sichergestellt.

2. Gründe für die Akademisierung von in der Pflege tätigen Fachkräften

2.1 Sicherstellung und Verbesserung einer hohen Versorgungsqualität

Im vorherigen Kapitel wurden die Veränderungen im Klientel der Pflege durch den demografischen Wandel dargelegt. Die Klienten und Klientinnen werden zunehmend älter und pflegebedürftiger. Mit steigendem Lebensalter erkranken mehr Menschen an chronischen Erkrankungen, die einer professionellen Behandlung und Pflege bedürfen (Hartmann-Online, 2016, o.S.). Das Auftreten von Multimorbidität nimmt ebenfalls mit steigendem Alter zu, wie folgende Abbildung zeigt:

Anmerkung der Redaktion: Die Abbildung wurde aus urheberrechtlichen Gründen entfernt.

Abbildung 1: Anteil der Personen nach Anzahl der Erkrankungen

(entnommen aus: Hartmann Online, 2016, o.S.)

Dadurch besteht eine höhere Anforderung an die pflegerischen Betreuer dieser Menschen. Die Versorgungsqualität in der Pflege dieses Klientels muss sichergestellt sein.

Das zentrale Ziel der Akademisierung des Pflegeberufes ist die Verbesserung der Pflege der Patienten, die Sicherstellung einer hohen Versorgungsqualität (Krautz, 2017, S. 141; Lehrmann & Behrens, 2016, S. 51). Zur Sicherstellung einer guten Pflegequalität ist eine situationsgerechte, fachübergreifende und kritisch reflektierte Versorgung durch professionelles Pflegepersonal nötig (Wirtschaftsrat, 2012, S. 7ff.). Der Wirtschaftsrat beschreibt in den „Empfehlungen zu hochschulischen Qualifikationen für das Gesundheitswesen" (Wirtschaftsrat, 2012, S. 1) die Erforderlichkeit einer fachübergreifenden und stärker kooperativen Zusammenarbeit der einzelnen Disziplinen. Das bedeutet für die Pflege auch, dass sie zunehmend ärztliche Tätigkeiten übernehmen, um den Versorgungsprozess des Klientels reibungsloser zu gestalten (ebd., S. 8). Dies setzt eine akademische Ausbildung auf wissenschaftlicher Basis voraus, da die Komplexität der Versorgung der zukünftigen Patienten und Patientinnen weiter zunehmen wird (ebd., S. 8f):

> Angesichts dieser Entwicklung hält es der Wirtschaftsrat für zunehmend wichtig, dass die mit besonders komplexen Aufgaben betrauten Angehörigen der Gesundheitsfachberufe ihr eigenes pflegerisches, therapeutisches oder geburtshelferisches Handeln auf der Basis wissenschaftlicher Erkenntnisse reflektieren, die zur Verfügung stehenden Versorgungsmöglichkeiten hinsichtlich ihrer Evidenzbasierung kritisch prüfen und das eigene Handeln entsprechend anpassen kann (Wirtschaftsrat, 2012, S. 8)

Der Wissenschaftsrat spricht sich an dieser Stelle für eine akademische Ausbildung an den Hochschulen für Gesundheitsberufe mit komplexen Aufgabenbereichen aus, da die „Ausbildung an berufsbildenden Schulen nicht ausreicht" (Wirtschaftsrat, 2012, S. 8), um die Versorgungsqualität in hochkomplexen Pflegesituationen sicherzustellen.

Pflege, die eine solch wissenschaftliche und evidenzbasierte Grundlage nicht bieten kann, ist mit Risiken für die Patienten und einer hohen Fehlerquote verbunden, die für die Patienten lebensgefährlich sein kann:

> Eine Pflege, die nicht externe Evidence finden und interne Evidence mit ihren einzigartigen Klienten und Klientinnen aufbauen kann, ist schlicht „gefährliche Pflege". Wenn Akademisierung der Evidence-Basierung dient, ist Akademisierung selbst dann nötig, wenn durch sie niemand für den Beruf motiviert werden würde (Lehrmann & Behrens, 2016, S. 52).

Internationale Studien belegen, dass eine Mehrzahl von akademisierten Pflegekräften auf Stationen die Mortalitätsrate der Patienten und Patientinnen senken können: „Better hospital nurse staffing, more educated nurses, and improved nurse work environments have been shown to be associated with lower hospital mortality" (Aiken et al., 2011, S. 1047). In einer großangelegten amerikanischen Studie fanden die Forscher heraus, dass auf Stationen, auf denen mehr akademisiertes Pflegepersonal eingesetzt war, die Sterberate geringer ausfiel. Umgekehrt zeigte das Ergebnis eine höhere Sterberate in Pflegesettings, in denen mehr Personal mit minderen Qualifikationsniveaus eingesetzt war.

Dies zeigt deutlich, wie bedeutungsvoll ein durch Akademisierung erreichtes wissenschaftliches und evidenzbasiertes Pflegeverständnis im pflegerischen Alltag ist.

2.2 Anpassung an ein verändertes pflegerisches Leistungsprofil durch Gesetzesänderungen und Gesundheitsreformen

In den letzten Jahren kam es vermehrt zu gesetzlichen Veränderungen der Rahmenbedingungen für den pflegerischen Beruf und damit zu einem neuen Anforderungsprofil für die in der Pflege Tätigen. Durch die Gesundheitsreformen, Kostendämpfungsgesetze und Veränderungen im Gesundheitssektor hat sich die Gesundheitsversorgung zugunsten einer vermehrten ambulanten Versorgung verändert (Meißner, 2017, S. 49). So wurden Betten in Kur- und Rehabilitationskliniken abgebaut, um eine wohnortnahe Behandlung und Betreuung der zu Versorgenden zu stärken. Das Gesundheitsmodernisierungsgesetz von 2007 und das Pflegeweiterentwicklungsgesetz seit 2008 haben deutlich eine Ambulantisierung der medizinischen und pflegerischen Versorgung der Patienten zum Ziel (ebd., S. 49).

Die Krankenhäuser sind aufgrund eingeführter Pauschalvergütungen mit dem DRG-System bemüht, die Liegezeiten der Patienten und Patientinnen zu verkürzen, um kosteneffizient arbeiten zu können (Nolting, Schmuker & Zich, 2015, S. 445). Operationen finden vermehrt im ambulanten Setting statt und die ambulante Intensivpflege wird ausgebaut mit neuen komplexen Aufgaben wie Heimbeatmung und Management von Ernährungssonden. Auch in der psychiatrischen Versorgung wird immer mehr in die ambulante Richtung ausgelagert. Einige Pflegedienste bieten mittlerweile psychiatrische Pflegeleistungen und Betreuung an, Tageskliniken gewinnen als Anschluss- und Akutbehandlung von psychiatrischen Erkrankungen immer mehr an Bedeutung (ebd., S. 445) und stellen hierbei auch mögliche Arbeitsplätze für pflegerisches Personal dar, die neue berufliche Herausforderungen bieten.

Prognostisch gesehen könnten Mitte des 21. Jahrhunderts drei von vier pflegebedürftige Menschen älter als 80 Jahre alt sein. In dieser Altersgruppe ist der Anteil der Personen, die ambulant versorgt werden, besonders hoch (Demografie-Portal, 2017, o.S.). Diese vermehrte ambulante Betreuung der Patienten stellt neue Ansprüche und Anforderungen an das Fachwissen der in der Pflege tätigen Menschen, denen sie gerecht werden müssen. Im Jahre 2015 wurden bereits 73 Prozent der pflegebedürftigen Personen im ambulanten Setting versorgt (ebd., o.S.).

Es wird deutlich, dass sich das Tätigkeitsfeld der Pflegebeschäftigten in den letzten Jahren und gleichsam auch das Anforderungsprofil verändert hat, was eine Erweiterung des Kompetenzprofils nötig macht (Kälble, 2013, S. 1127 ff.). Wenn sich die Arbeitsbedingungen in kurzer Zeit immens ändern, ist es wichtig, dass eine fachlich hochwertige, breitere Ausbildung mit hohem Qualitätsanspruch angeboten wird, um diesen Anforderungen gerecht zu werden - hier setzt nach Meinung der Autorin die Akademisierung an. Aus den gesundheitspolitischen Veränderungen folgt eine schnelle Änderung der Arbeitsbedingungen. Es ändern sich die Aufgaben, Tätigkeitsfelder und Arbeitsformen der Pflege, so dass der Anspruch nach Qualitätssicherung steigt, welcher von der Gesundheitspolitik sichergestellt werden muss (ebd. 127 ff.). Die Veränderungen des pflegerischen Leistungsprofils und fortführend neue Aufgaben im pflegerischen Kontext erfordern eine wissenschaftliche Basis für ein evidenzbasiertes und effizientes Arbeiten, die nur eine Akademisierung leisten kann.

Der Gesetzgeber verdeutlichte die gesundheitspolitische Notwendigkeit der Akademisierung zur Qualitätssicherung und Professionalisierung mit dem Gesetz zur Qualitätssicherung und zur Stärkung des Verbraucherschutzes in der Pflege, welches 2002 in Kraft trat. Dadurch stiegen die Qualitätsanforderungen an den Pflegesektor immens, die im Besonderen durch akademisierte Pflegeexperten erfüllt werden können. All dies zieht nach Meinung der Autorin einen verstärkten Akademisierungsanspruch der Pflege nach sich. Der WR empfiehlt zur Sicherstellung der Qualität einen akademisch qualifizierten Anteil von 10 bis 20 Prozent eines Ausbildungsjahrgangs (Wissenschaftsrat, 2012, S. 8).

2.3 Steigerung der Attraktivität des Beruffeldes

Ein großes Problem in der Pflege ist der Fachkräftemangel und das Fehlen von Nachwuchs im Beruf. Hier kann die Akademisierung der Pflege zu einer entscheidenden Verbesserung der Attraktivität des Berufsfeldes führen, um Neueinsteiger anzuziehen und nach Möglichkeit zu halten. Die Autorinnen Hundt und van Növell veröffentlichten 2015 die Ergebnisse von deskriptiven Experten-Interviews für eine qualitative Studie, bei der sie Perspektiven zukünftiger akademisierter Pflegeexperten erforschten. Studierende Befragte gaben dort unter anderem an, dass sie das Gefühl erhalten würden, dass das System sie als wertvoller erachtet, wenn sie einen akademischen Abschluss haben und sie sich damit eine daran gekoppelte Anerkennung wünschen (Hundt & van Növell, 2015, S. 142). Viele Befragte bewerteten es als positiv, dass es viele Weiterentwicklungsmöglichkeiten in der Pflege gibt und man mit akademischem Abschluss auch in weitere Bereiche gehen kann, und sich neue Arbeitsfelder erschließen kann: Hundt und van Növell stellten in ihrer Arbeit heraus, dass Befragte den Wettbewerb unter den Kliniken um Pflegeexperten als positiv bewerteten und damit ihre eigenen Zukunftschancen mit Hochschulabschluss als besser bewerteten. Sie sahen die Möglichkeit, sich ihre Arbeitsfelder nach dem Studium selbst zu erschließen und damit professionell den eigenen Interessen nach arbeiten zu können (ebd., S. 142).

Es kann vermutet werden, dass man mit einem universitären Bildungsweg ebenfalls Abiturienten für den pflegerischen Beruf anwerben kann. Man könnte durch einen anderen Bildungsabschluss Interessenten gewinnen, die sich vorher nicht für den Pflegeberuf interessieren konnten.

3. Fazit

Es gelang in der vorliegenden Hausarbeit, herauszuarbeiten, wie bedeutungsvoll und wichtig akademisiertes Pflegepersonal im pflegerischen Alltag ist. Der demografische Wandel mit umgekehrter Alterspyramide bringt neue Herausforderungen für Pflegepersonen mit sich, die akademisierte Experten nötig machen. Der Anteil von hochbetagten älteren Menschen mit Multimorbiditäten und chronifizierten Krankheiten wird deutlich ansteigen, was zu einer komplexeren Pflegesituation führen wird, da mit Multimorbidität und chronischen Erkrankungen auch die Anforderungen an das Pflegepersonal wachsen, und mehr Kompetenzen erworben werden müssen, um eine gute Versorgungsqualität leisten zu können. Dabei ist ein wissenschaftliches Studium zur evidenzbasierten und reflektierten Arbeit unabdingbar, wie der WR 2012 schon klar herausstellte.

Weiterhin verändert sich durch Gesetzesänderungen und Gesundheitsreformen das Tätigkeitsprofil und die Aufgaben der Pflege zunehmend, beispielsweise führt die Ambulantisierung zu neuen Herausforderungen und die gesetzlich erforderte Qualitätssicherung drängt zur Akademisierung als Qualitätsmerkmal.

Gleichzeitig ist ein Trend zu beobachten, dass viele Hochschulabsolventen dann in pflegeferne Lehr- und Leitungspositionen wechseln, und nur jeder zehnte Pflegeexperte in der Pflege tätig bleibt (Zieher & Ayan, 2016, S. 63). Das ist eine beunruhigende Entwicklung, da sich durch Fachkräftemangel und erwarteter höherer Zahl von Pflegebedürftigen in der Zukunft die Pflegesituation prognostisch deutlich verschlechtern wird. Man kann, nach Literaturrecherche, davon ausgehen, dass man gesundheitspolitisch an den Rahmenbedingungen der Pflege arbeiten muss (bessere Vergütung, besserer Personalschlüssel), um die Pflegeexperten in der pflegerischen Tätigkeit zu halten.

Die Akademisierung kann jedoch dazu verhelfen, die Pflege für Einsteiger interessanter zu machen, indem man damit bessere Weiterentwicklungschancen schafft und ein besseres Bild der Pflege in der Gesellschaft bildet.

Jedoch zeigte bei der Recherche weiterführende Literatur, dass Pflegeeinrichtungen zum Teil noch nicht auf akademisierte Pflegekräfte eingestellt sind (Krautz, 2017, S. 142). Kompetenzprofile fehlen für den Einsatz von akademisierten Pflegeexperten im Stationsgeschehen und Krankenhäuser begegnen Pflegepersonen mit Hochschulabschluss oft noch mit Ratlosigkeit. Hier muss dringend dafür gesorgt werden, dass Anforderungsprofile und Kompetenzbereiche für akademisiertes Personal erarbeitet und etabliert wird.

Literaturverzeichnis

Aiken, L. H., Cimiotti, J. P., Sloane, D. M., Smith, H. L., Flynn, L. & Neff, D. F. (2011). Effects of Nurse Staffing and Nurse Educating on Patient Deaths in Hospitals with Different Nurse Work Environment. *Medical Care 49 (12),* 1047 - 1053

Becker, S. (2017). Demografische Herausforderungen. In P. Bechtel, I. Smerdka-Arhelger & K. Lipp (Hrsg.). *Pflege im Wandel gestalten – Eine Führungsaufgabe* (2., aktualisierte und erweiterte Auflage, S. 17 - 26). Berlin: Springer-Verlag GmbH Deutschland

Bögemann-Großheim, E. (2004). Zum Verhältnis von Akademisierung, Professionalisierung und Ausbildung im Kontext der Weiterentwicklung pflegerischer Berufskompetenz in Deutschland. *Pflege & Gesellschaft, 2004* (3), 100-107

Demografie-Portal. (2017). *Anzahl der Pflegebedürftigen steigt vor allem bei den Hochbetagten.* Abgerufen am 09.04.2018 von https://www.demografie-portal.de/SharedDocs/Informieren/DE/ZahlenFakten/Pflegebeduerftige_Anzahl.htm l

Demografie-Portal. (2017). *Pflegebedürftige werden meistens zu Hause versorgt.* Abgerufen am 09.04.2018 von https://www.demografie-portal.de/SharedDocs/Informieren/DE/ZahlenFakten/Pflegebeduerftige_Versorgun g.html

Hartmann-Online. (2016). *Im Alter fast die Regel: Risiko Multimorbidität.* Abgerufen am 11.04.2018 von https://www.hartmann.info/de-DE/Medizinisches-Wissen/local/de/Medizin-und-Pflege/Risiko-Multimorbiditaet

Hundt, N. & van Növell, C. (2015). *Akademisierung in der Pflege. Aktueller Stand und Zukunftsperspektiven.* Hamburg: disserta Verlag

Kälble, K. (2013). Der Akademisierungs-Prozess der Pflege. Eine Zwischenbilanz im Kontext aktueller Entwicklungen und Herausforderungen. *Bundesgesundheitsbl. 2013, (56),* 1127-1134

Krautz, B. (2017). Einsatz akademisierter Pflegekräfte – Eine Management-Perspektive. In P. Bechtel, I. Smerdka-Arhelger & K. Lipp (Hrsg.). *Pflege im Wandel gestalten – Eine Führungsaufgabe* (2., aktualisierte und erweiterte Auflage, S. 139 - 148). Berlin: Springer-Verlag GmbH Deutschland

Lehmann, Y. & Behrens, J. (2016). Akademisierung der Ausbildung und weitere Strategien gegen Pflegepersonalmangel in europäischen Ländern. In K. Jacobs, A. Kuhlmey, S. Greß, J. Klauber & A. Schwinger (Hrsg.). *Pflege-Report 2016. Schwerpunkt: Die Pflegenden im Fokus* (S. 51 – 72). Stuttgart: Schattauer GmbH

Meißner, T. (2017). Berufsfeld Pflege ambulant – Schilderung aus Sicht des Managements ambulanter Pflegedienste. In P. Bechtel, I. Smerdka-Arhelger & K. Lipp (Hrsg.). *Pflege im Wandel gestalten – Eine Führungsaufgabe* (2., aktualisierte und erweiterte Auflage, S. 47 – 56). Berlin: Springer-Verlag GmbH Deutschland

Nolting, H-D., Schmuker, C. & Zich, K. (2015). Szenarien zur Zukunft personenbezogener Dienstleistungen im Gesundheitswesen. In E. Eppinger, B. Halecker, K. Hölze & M. Kamprath (Hrsg.). *Dienstleistungspotenziale und Geschäftsmodelle in der Personalisierten Medizin* (S. 437 – 462). Wiesbaden: Springer Fachmedien

Wissenschaftsrat. (2012). *Empfehlungen zu hochschulischen Qualifikationen für das Gesundheitswesen.* Abgerufen am 10.04.2018 von https://www.wissenschaftsrat.de/download/archiv/2411-12.pdf

Zieher, J. & Ayan, T. (2016). Karrierewege von Pflegeakademikern – Ergebnisse einer bundesweiten Absolventenbefragung zu Ausbildung, Studium und Beruf. *Pflege & Gesellschaft. Zeitschrift für Pflegewissenschaft, 21* (1), 47–63

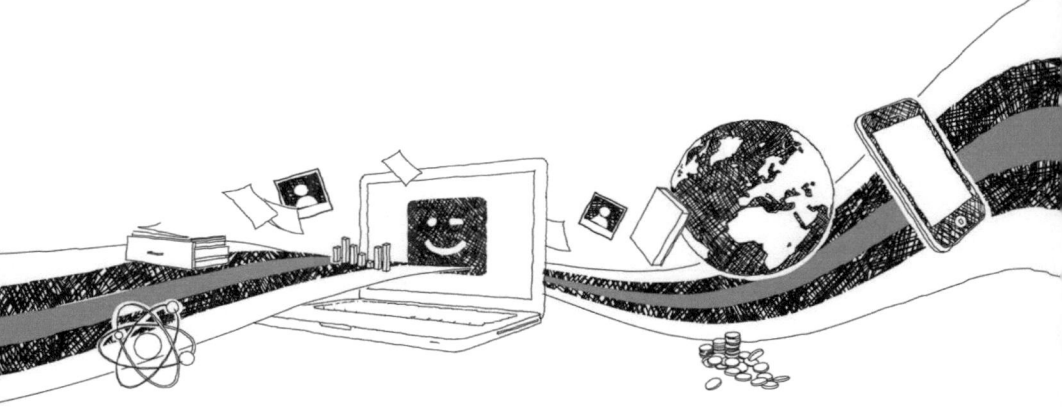
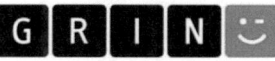